LA THORACENTÈSE

PROVOQUE-T-ELLE

LA SUPPURATION

PAR

Pierre-Marie BRIN

Docteur en médecine de la Faculté de Paris.

PARIS

A. PARENT, IMPRIMEUR DE LA FACULTÉ DE MÉDECINE

29-31, RUE MONSIEUR-LE-PRINCE, 29-31

1878

LA THORACENTÈSE

PROVOQUE-T-ELLE

LA SUPPURATION

PAR

Pierre-Marie BRIN

Docteur en médecine de la Faculté de Paris.

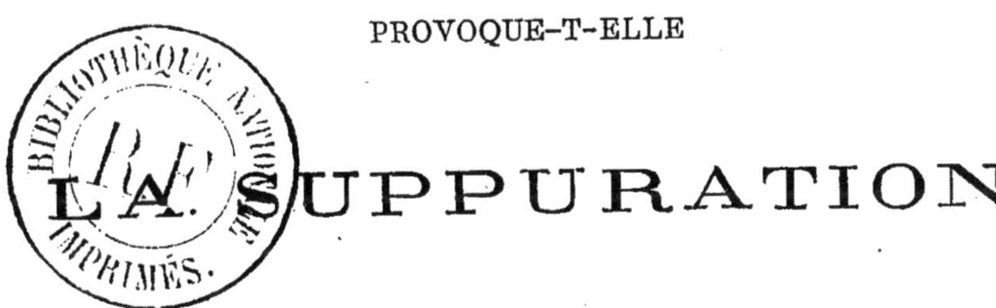

———

PARIS

A. PARENT, IMPRIMEUR DE LA FACULTÉ DE MÉDECINE

29-31, RUE MONSIEUR-LE-PRINCE, 29-31

—

1878

A MON PÈRE

A MA MÈRE

A MES FRERES

A MES SŒURS

A MES PARENTS

A MES AMIS

Brin.

LA THORACENTÈSE

PROVOQUE-T-ELLE

LA SUPPURATION

AVANT-PROPOS.

L'inspiration de ce travail revient à M. Duguet, professeur agrégé de la Faculté de médecine; qu'il veuille bien en recevoir ici tous nos remerciements.

Quoique le sujet soit très-limité et que les observation n'eussent peut-être pas été difficiles à recueillir en grand nombre, nous n'en publions que quelques-unes. Nous n'avons, en effet, voulu admettre que des faits incontestables, bien nets, bien tranchés, en un mot, des faits tels que le médecin peut en désirer pour faire des expérimentations sérieuses et arriver à de fructueuses conclusions.

Bien certainement, la statistique a une grande valeur lorsqu'on veut généraliser, il nous semble cependant que, pour le sujet que nous avons essayé de traiter, deux ou trois cas soigneusement observés peuvent, à la rigueur, être considérés comme des preuves réellement démonstratives.

Le but de ce travail est d'ajouter une preuve, à celles déjà données si souvent, de l'innocuité de la thoracentèse et surtout de montrer que cette opération pratiquée suivant les règles et avec les précautions voulues ne peut pas être cause de la transformation d'une pleurésie séro-fibrineuse en pleurésie purulente (1).

Il peut paraître superflu à nos juges de démontrer une chose dont nul à Paris ne nie l'évidence, mais la vérité, de même que la lumière, s'obscurcit en rayonnant et il se trouve encore bien des praticiens éloignés de notre Faculté qui hésitent à faire profiter leurs malades de la thoracentèse, effrayés qu'ils sont de prétendus dangers.

Voici le plan que nous nous proposons de suivre :

CHAPITRE I.

Généralités sur la thoracentèse.

a. — Historique de la thoracentèse.
b. — Méthodes opératoires.
c. — Objections.

CHAPITRE II.

La thoracentèse provoque-t-elle la suppuration ?

a. — Historique.

(1) Quand nous parlons de transformation, il est bien entendu que nous voulons simplement parler de la modification qui se produit dans le liquide.

b. — Considérations sur les conditions dans lesquelles se produit la pleurésie suppurée par le fait de :

L'opéré,

L'opération,

L'opérateur.

Observations tendant à prouver que même dans les plus mauvaises conditions la thoracentèse n'amène pas la suppuration.

Conclusions.

CHAPITRE I.

Gᴇ́ɴᴇ́ʀᴀʟɪᴛᴇ́s sᴜʀ ʟᴀ ᴛʜᴏʀᴀᴄᴇɴᴛᴇ̀sᴇ.

A. — *Histoire de la thoracentèse.*

Nous n'avons pas l'intention de faire ici l'histoire complète de la thoracentèse, mais plutôt un simple exposé sommaire. Pour ceux qui voudraient des détails plus précis, nous les engageons à consulter les ouvrages de Trousseau (Clinique médicale de l'Hôtel-Dieu, 1865) et de M. Dieulafoy (De l'Aspiration, 1873).

Déjà, du temps d'Hippocrate, les médecins savaient qu'il était possible d'évacuer le liquide collecté dans la plèvre, mais leur méthode était déplorable et exposait les malades au danger de la suppuration.

Galien et Celse ont aussi décrit une sorte de thoracentèse. Mais les progrès de la chirurgie furent si lents et les préventions contre l'opération, si violentes, qu'il nous faut arriver au xvııe siècle pour voir s'améliorer la méthode opératoire, avec Bontius (1658), Bartholin et Lurde (1765).

Même après les efforts de ces savants, la thoracentèse restait en discrédit ; c'est à Trousseau (1849) que revient la gloire de l'avoir rendue praticable et de l'avoir vulgarisée. Il a consacré une partie de sa vie à démontrer que cette opération est complètement exempte de dangers et que les inconvénients qu'on lui a attribués sont purement imaginaires. C'est de cet illustre clinicien que date la pratique usuelle de la thoracentèse, grâce à laquelle un si grand nombre de pleurétiques ont été arrachés à une mort imminente.

B. — *Méthodes opératoires.*

Hippocrate (ve siècle avant notre ère) employait deux moyens pour ouvrir le thorax : tantôt il incisait les parties molles au bistouri, jusqu'à la plèvre, et tantôt il trépanait la côte. Nous ne croyons pas exagérer en disant que ce mode opératoire devait déterminer presque fatalement des pleurésies suppurées. On ne peut, du reste, donner qu'improprement à cette opération le nom de thoracentèse, c'est en réalité la pleurotomie (thèse de Peyrot, Paris, 1876). Quant à la trépanation de la côte, c'était produire une lésion des plus sérieuses, unir les dangers d'une plaie pénétrante de poitrine aux dangers d'une plaie communicante des os, dont la gravité est connue de tous les chirurgiens.

Après Hippocrate, Galien et Celse (i^er siècle de notre ère) et les médecins de toute la période du moyen âge employèrent des méthodes aussi dangereuses pour évacuer le liquide des pleurésies. On voit seulement se produire de grandes discussions pour savoir si l'on emploiera le fer ou le feu pour donner issue au liquide. On comprend que la production d'une eschare de la plèvre, par le fer rouge, n'était pas encore de nature à supprimer les causes de la suppuration et que le progrès réalisé était excessivement minime. Dans le viie siècle (1658, Bontius) les médecins s'aperçurent enfin que leur méthode opératoire était, le plus souvent, la cause de la suppuration consécutive. D'après eux, l'introduction de l'air dans la cavité pleurale déterminait cette fâcheuse modification de l'épanchement. Cette pensée eut un excellent résultat, elle fut l'origine de changements divers dans le mode opératoire et les instruments. Ainsi, peu à peu, on arriva à rendre la thoracentèse moins dangereuse.

En 1765, un siècle plus tard, Lurde introduisit l'emploi du trocart, mais pour s'opposer à l'entrée de l'air il fallait boucher la canule avec le doigt. Reybard contemporain de Trousseau, vint ensuite apporter un nouveau perfectionnement à l'opération. Pour remplacer le doigt avec lequel on arrivait difficilement à fermer la canule, il adapta au tube métallique un conduit de baudruche qui s'aplatit sous l'influence de la pression atmosphérique et fait soupape sur l'extrémité de l'instrument.

En 1858, Blachez conseilla l'emploi, des trocarts capillaires (Union médicale. *Du traitement des épanchements pleuraux par la thoracentèse capillaire*).

Enfin en 1873, M. Dieulafoy inventa la précieuse méthode d'aspiration qui fut modifiée depuis par plusieurs savants distingués, M. le professeur Potain, dont on ne saurait trop louer l'ingénieux appareil, M. le Dr Castiaux, etc (1). La perfection de l'instrument en est arrivée à ce point aujourd'hui, que l'on peut répéter avec M. le professeur Potain à la Société des hôpitaux (De l'utilité des trocarts capillaires dans la thoracentèse, séance du 10 mai 1872) : « La thoracentèse n'est plus qu'une piqûre d'épingle que M. Dieulafoy a eu incontestablement le mérite d'avoir fait le premier. »

(1) Cette méthode est renouvelée des Pyulques de Galien. Scultet avait aussi employé une pyulque pour aspirer le liquide. (Consulter à ce sujet M. Dieulafoy. De l'aspiration, 1873).

C. — *Objections à la thoracentèse.*

Malgré les progrès de l'instrumentation, malgré la précision des règles qui guident l'opérateur, il arrive que la thoracentèse n'atteint pas toujours son but et que des malades obtiennent une aggravation de leurs symptômes au lieu de l'amélioration sur laquelle compte le médecin.

On a formulé un certain nombre de griefs contre la ponction thoracique, on les trouvera résumés dans l'excellent article de Lereboullet (Gaz. heb. du 11 févr. 1876, de quelques accidents qui peuvent survenir après la thoracentèse).

On consultera avec profit également à ce sujet : la thèse de M. le Dr Foucart (De la Mort subite après la thoracentèse; Paris, 1875) les Mémoires de la Société médicale des hôpitaux de 1874 et 1875 (Union médicale); La thèse de M. le Dr Castiaux (Documents pour servir à l'étude de la méthode aspiratrice; Paris, 1873) ;

Le Mémoire du Dr Martineau (union médicale 1876, n°s 123, 124, 128, 147, 152; Observations de pleurésies aiguës séro-fibrineuses et purulentes; Contribution à la statistique du traitement de la pleurésie par la thoracentèse et l'opération de l'empyème);

Enfin le traité des maladies respiratoires du Dr Voillez Paris, 1872.

Nous donnons ici une indication rapide des objections contre la thoracentèse.

Mort subite. — Trousseau a, le premier, parlé de cet accident terrible de la thoracentèse et depuis lors on en trouve, dans les divers ouvrages sur ce sujet, de nombreuses observations. La mort semble être due, soit à une syncope, soit à une congestion rapide du poumon comprimé, soit à l'œdème rapide de ce même poumon (Foucart, Mort subite ou rapide après la thoracentèse).

La thoracentèse favorise le développement de la tuberculose — Divers auteurs l'ont prétendu et se sont fait une arme de cette objection contre la ponction thoracique. MM. Chauffard et Pidoux pensent que le développement de la tuberculose est plus rapide après la suppression de l'épanchement pleurétique (cités dans la thèse de M. le Dᴿ E. Lemoine, De la Thoracentèse dans le traitement de la pleurésie aiguë; Paris, 1876).

Klein se pose aussi en détracteur de la thoracentèse et l'accuse de provoquer la tuberculose (Contribution à l'étude de l'aspiration thoracique, Gaz médic. de Strasbourg, 1ᵉʳ septembre 1874). Remarquons à ce sujet que nombre d'auteurs, Moutard-Martin et Bucquoy entre autres, ont démontré que la majorité des pleurésies étaient amenées par la tuberculose, c'est probablement ce fait qui explique les accusations ci-dessus.

Voici ce que dit M. Bucquoy dans la Gazette hebdomadaire du 24 juillet 1876 :

« La pleurésie aiguë franche est donc fréquemment le phénomène initial de la phthisie aiguë. »

Il termine sa leçon par une appréciation des traitements. D'après lui, quand on se trouve en présence de cette affection, le premier but qu'on doit se proposer, c'est d'en abréger la durée. La maladie est débilitante par elle-même, elle est débilitante par le traitement qu'on lui oppose d'ordinaire ; il faut donc employer la ponction plus souvent qu'on ne le fait.

« C'est, ajoute M. Bucquoy, le meilleur moyen d'éviter la tuberculose dans la convalescence. »

La thoracentèse augmente la mortalité des pleuré-tiques. — Cette opinion fut émise pour la première fois par M. E. Besnier, dont personne ne peut contester la science et surtout les savantes recherches statistiques. Liebermann De la Valeur de l'aspiration ; Paris, 1874) appuie fortement cette manière de voir. C'est un contraste étrange avec les affirmations répétées d'hommes éminents, tels que Trousseau, Béhier, etc., etc.

La thoracentèse est inutile, l'épanchement se reproduisant quelquefois avec une rapidité extraordinaire. — En effet, il se produit quelquefois après l'opération une véritable pluie séreuse qui épuise l'opéré, mais les cas de ce genre sont tout à fait exceptionnels.

CHAPITRE II.

La thoracentèse provoque-t-elle la suppuration?

C'est à proprement parler le but de notre thèse de prouver que cette accusation portée contre la thoracentèse n'est pas fondée.

A. — *Historique.*

Cette accusation est aussi vieille que la thoracentèse, elle remonte à Hippocrate. C'est peut-être bien à cause de cette ancienneté qu'elle est devenue si difficile à réfuter. Rien n'est si difficile à combattre que la routine. Pendant vingt-trois siècles on a cru à ce danger de la suppuration, et, comme le disent Hardy et Béhier, cette opération avait été abandonnée par les médecins modernes comme dangereuse ou pour le moins inutile, lorsqu'elle fut réhabilitée par Cruveilhier, Bourgery et Sédillot et surtout par Reybard et Trousseau qui ont démontré, par des faits cliniques incontestables, l'innocuité et l'utilité de la ponction thoracique. Trousseau était si convaincu de l'innocuité de la thoracentèse, il la croyait si bien démontrée, qu'il flétrissait ceux qui s'obstinaient encore à soutenir l'accusation. Il disait : « Aujourd'hui que l'expérience a surabondamment démontré qu'il n'en est rien, reproduire un pareil argument contre l'opération est de l'insigne mauvaise foi ou tout au moins la preuve d'une ignorance impardonnable. »

Néanmoins, malgré l'autorité que donnait à Trousseau son savoir et sa longue expérience, il n'avait pas convaincu tout le monde, et dans les dernières années un homme qu'on ne saurait taxer de mauvaise foi ou d'ignorance, s'élevait à l'Académie de médecine contre la thoracentèse (*Bulletin de l'Académie*, n° 17). « Chez beaucoup de malades, disait-il, la thoracentèse a procuré l'empyème purulent à des sujets qui n'avaient que des pleurésies séreuses, lors de la première ponction. » M. Chassaignac cite seize observations comme exemple incontestable de pleurésies purulentes déterminées par la thoracentèse.

Nous ne pouvons mieux faire que de reproduire ici l'argumentation qu'a faite à M. Chassaignac, le Dr Castiaux, l'un des plus chauds défenseurs de la thoracentèse.

« Convaincu de l'innocuité de la ponction dans les épanchements séreux, et agissant en conséquence, je fus quelque peu ému en lisant ce qui précède, je me décidai à remonter à la source et à lire *in extenso* quelques-unes au moins des seize observations sommairement citées par M. Chassaignac comme exemple incontestable de pleurésies purulentes déterminées par la thoracentèse. Je vais les examiner une à une en suivant leur numéro d'ordre.

Observation I. — L'observation de M. Richet (*Gaz. des hôp.*, n° du 11 mai 1871).

Le cas cité par M. Chassaignac est des plus intéressants et à la fois le sujet d'une très-remarquable clinique de M. Richet, à l'Hôtel-Dieu.

Il s'agit d'un soldat qui reçut au-dessus de la clavicule une balle qui alla ressortir près du bord spinal de l'omoplate, après avoir creusé un sillon sur le sommet du poumon. Il s'ensuivit une pleurésie purulente d'emblée. « Ce malade, dit M. Richet, avait dans la plèvre gauche une abondante collection de pus et de sang transformé ; les symptômes généraux et les signes physiques nous avaient permis de l'affirmer, le cœur était refoulé à droite du sternum ; le diaphragme fortement abaissé, la dyspnée intense ; il était urgent d'évacuer le liquide en totalité ou en partie. A l'aide de la seringue de M. Dieulafoy, j'en aspirai un litre et je m'arrêtai, jugeant convenable de ne pas vider complètement la plèvre, car le poumon, maintenu par des fausses membranes, n'aurait pas pu revenir à son état normal, et l'air serait entré prendre la place du pus par l'orifice béant du sommet de la poitrine. » Quelques jours après, il survient un peu de rougeur, d'empâtement autour de la plaie du trocart. Frissons. M. Richet passe un tube à drainage, ce qui, d'ailleurs, n'empêcha pas le malade de mourir.

On le voit, il s'agit ici d'une pleurésie *traumatique*, *purulente d'emblée*, dans laquelle la thoracentèse a joué un bien faible rôle, il faut l'avouer. Cette observation citée la première, devait être la plus convaincante ; pourtant, j'ai beau la relire, j'y vois une pleurésie purulente d'emblée, mais nulle part je ne trouve la preuve de la transformation d'une pleurésie simple ou pleurésie purulente, par le fait même de la ponction.

Obs. II.— (M. Duménil, *Union médicale*, 15 avril 1872).

Il y a trois mois et demi d'intervalle entre une ponction séreuse et la ponction qui donne du pus.

On rapprochera cette observation de celles qui suivent (nᵒˢ 7 et 8).

Obs. III. — (Dʳ Voyet, thèse 1870, obs. III, p. 43, 44 et 45.)

Voici quelques détails que j'emprunte à l'auteur :

Enfant de 3 ans, rachitique, dans un état d'affaiblissement extrême. Depuis un mois des accès fébriles reparaissent tous les soirs ; maigreur ; diarrhée.

10 mai. Thoracentèse ; on s'attend à voir sortir du pus, il vient 250 grammes de sérosité.

Le 14. Formation d'un petit abcès au niveau de la piqûre.

Le 16. Incision de la peau. Cet abcès ne communique pas avec la plèvre.

Le 20. Les bords de la petite plaie sont réunis.

Le 23. La peau redevient rouge.

Le 26. La poche s'ouvre et il sort une grande quantité de sérosité purulente.

Cette observation, mise au passif de la thoracentèse perd un peu de sa valeur parce que le sujet qui en fait l'objet est un enfant. Chacun sait avec quelle facilité la *pleurésie* devient *purulente* chez *l'enfant* sans qu'il soit besoin pour cela d'une ponction thoracique. De plus, celui dont il est question était rachitique, amaigri, épuisé par la diarrhée. En voilà assez pour la transformation purulente. Mais de plus, il s'agit clairement ici d'un abcès sous-cutané qui ne communiquait pas tout d'abord avec la plèvre, mais qui s'y est ouvert consécutivement par suite de la réunion prématurée des bords de la plaie, ce qui ne serait peut-être pas arrivé si on avait eu soin de les maintenir écartés.

— 18 —

Obs. VI. (M. Woillez).— *Pleurésie aiguë. Thoracentèse au vingt et unième jour ; issue de 1,500 grammes de sérosité.*

Plus tard, l'épanchement devient purulent, le malade meurt.

Pour prouver ce qu'il avance, M. Chassaignac cite les propres paroles de l'observateur : « La mort a eu lieu chez ce malade par le fait de la pleurésie droite, devenue purulente après une opération de thoracentèse. Je ferai remarquer que M. Woillez a dit « après » et non « à cause de la ponction. » Pourquoi accuser ici la thoracentèse ? *Post hoc, ergo propter hoc.* Tous les médecins savent que la pleurésie séreuse peut devenir purulente, il n'est pas nécessaire d'accuser la ponction de cette transformation. Je crois que la plupart du temps un épanchement séreux devient purulent, non pas parce que la plèvre a subi un traumatisme insignifiant et dont il est impossible de retrouver les traces à l'autopsie, mais parce que le malade est disposé à faire du pus.

Obs. VII (Même auteur). — *Pleurésie aiguë. Thoracentèse.* — Le malade sort de l'hôpital ; quatre mois après il rentre avec une pleurésie purulente.

Obs. VIII (Thèse de M. Attimont). — *Pleurésie aiguë Thoracentèse.* — Le malade sort guéri ; cinq mois après pleurésie purulente.

M. Chassaignac doit convenir lui-même qu'il y a quelque chose d'étrange dans un traumatisme dont les effets mettent quatre et cinq mois à se produire.

Obs. IX.— *Six thoracentèses séreuses suivies d'une thoracentèse purulente* (thèse d'Attimont, p. 21).

La maladie datait d'un an. L'épanchement, de séreux dèvient purulent, après la sixième ponction.

J'inscris d'ailleurs cette observation comme cas de guérison de la pleurésie purulente par les simples ponctions (15 ponctions dans l'espace d'un an).

Obs. X. — *Cinq thoracentèses séreuses suivies d'une thoracentèse purulente* (thèse de M. Attimont, p. 28).

Je complète l'observation :

« Après la quatrième ponction, l'introduction de l'air, dit M. Attimont, causa un abcès qui s'ouvrit. »

Le sujet de l'observation était âgé de 8 ans. De plus, il était malade depuis trois mois.

Obs. XI. — (M. Lacaze-Duthiers, p. 26.)

Cette observation vient à la suite d'un paragraphe où l'auteur parle de la pénétration de l'air dans la plèvre, pendant l'opération. Il conclut en disant que l'air favorise la putréfaction des liquides épanchés.

Voici le titre de cette observation :

Péritonite, suite de couches. Abcès du ligament large ; épanchement purulent ; trois ponctions ; pénétration de l'air. Mort. (Communiquée par M. Trousseau.)

Le titre seul montre déjà de quoi il s'agit.

La pleurésie purulente chez une femme en couches, atteinte de péritonite, est une chose tellement naturelle qu'il ne viendrait à l'esprit de personne de mettre la ponction thoracique en cause (1).

____

(1) C'est dans un cas semblable que nous avons eu l'occasion d'observer une pleurésie séreuse, de ponctionner, et, malgré les plus mauvaises conditions de voir la guérison survenir.

Brin.   2

Mais j'admets un instant que ce titre ne soit pas suffisamment clair; la lecture de l'observation ne pouvait laisser subsister aucun doute. En voici quelques détails.

La malade, accouchée le 17 mai 1844, est amenée à l'hôpital huit jours après (accouchement laborieux avec manœuvres). Fièvre véhémente. Diarrhée incessante telle que la malade ne pouvait retenir le flux intestinal. Ventre ballonné.

Treizième jour. Epanchement énorme à droite. Première ponction : 1,500 grammes de sérosité trouble. Deux jours après, deuxième ponction : 2 litres d'un liquide verdâtre opalin et peu dilué.

Cette ponction est faite avec une canule sans baudruche ; introduction de l'air.

Trois jours après. Troisième ponction : 2 litres d'un pus verdâtre, très-fétide.

Quatre jours après. Mort.

Obs. XII. — (De M. Delacour, de Rennes, *Gaz. des hôp..* 8 juin 1872). Marie G..., lingère, entre à Saint-Antoine le 25 novembre 1858.

Le 31. Thoracentèse ; liquide purement séreux.

2 décembre. Nouvelle ponction ; issue d'un litre de pus.

Le 23. Mort.

Pour compléter cette observation, voici quelques détails qui ne sont pas sans importance :

30 novembre. Première thoracentèse, liquide séreux la baudruche se déchire, l'air pénètre dans la poitrine.

2 décembre. Deuxième ponction ; liquide séro-purulent.

Le 8. Troisième ponction ; pus, drainage,

Le 23. Mort.

A l'autopsie on trouve les deux poumons infiltrés de tubercules avec cavernes.

Ce fait parle de lui-même. Pénétration d'air dans la poitrine. Tubercules pulmonaires. Cavernes. En voilà, je crois, bien assez pour mettre, une fois de plus, la thoracentèse hors de cause et pour expliquer comment la malade n'a pu guérir, malgré le drainage.

Obs. XIII (Dr Banks). — *Sept thoracentèses séreuses, suivies de thoracentèse purulente*). Thèse du Dr Hobon, p. 23, dédiée à M. Chassaignac.

Je livre cette observation *in extenso* à l'appréciation du lecteur. Je m'abstiendrai de toute réflexion.

Pour bien comprendre tout l'intérêt qui s'y rattache, il faut se rappeler que M. Chassaignac la présente comme un exemple de transformation d'une pleurésie séreuse en pleurésie purulente par le fait même de la thoracentèse.

Obs. XIV. — *Pleurésie aiguë. — Ponctions successives. — Drainage. — Guérison.*

Voici un cas rapporté par le Dr Banks, dans le 33e volumes de son journal, mai 1862.

Il s'agit d'un garçon nommé Hill, qui fut pris d'une pleurésie aiguë, tellement intense, que le lendemain de son entrée à l'hôpital, trois semaines après le début de sa maladie, on dut pratiquer la thoracentèse, qui donna 4 litres d'un liquide séreux. Réapparition rapide de l'épanchement. Six semaines après, on dut répéter la même ponction.

Ces ponctions successives furent répétées sept fois, et chaque fois le liquide gardait le caractère séreux et ne laissait apercevoir aucune trace de pus. L'état géneral devint tel qu'on craignit pour les jours du malade si l'on n'avisait à prendre une mesure qui prévînt le retour de l'épanchement.

Les forces étaient considérablement diminuées ; la gêne de la respiration allait toujours en augmentant.

Le Dr Banks fut dès lors d'avis de lui passer un tube à drainage, opération qui fut pratiquée le 28 octobre 1861.

L'état de ce malade s'améliora rapidement. La santé devint des plus satisfaisantes ; une légère sécrétion continua pendant longtemps, mais elle finit par se tarir ; on remplaça le tube par un fil de soie pour laisser une voie ouverte au pus, s'il se renouvelait, et dans ce cas alors, pour faciliter l'introduction d'un nouveau tube ; il porta ce fil pendant environ deux mois. Depuis ce temps, il jouit d'une excellente santé et se livre à ses occupations habituelles.

L'auteur de la thèse fait suivre cette observation des réflexions suivantes :

Cette observation est, à mon avis, d'un très-grand intérêt. L'épanchement, quand on mit le tube en place, n'était pas purulent, mais le malade étouffait ; les forces diminuaient ; il fallait agir, on passa un tube à drainage, il y eut une légère sécrétion de matière purulente, mais le malade finit par guérir ; il recouvra la santé et put se livrer à ses occupations.

Je dis que cette observation est remarquable parce que M. Chassaignac, dans son Traité de la suppuration (t. II), se demande ce qu'il arriverait dans le cas d'emploi de tube à drainage dans les simples épanchements séreux

Il me semble que, dans ce cas, c'est le drainage bien

plus que la ponction qu'il faut accuser de la transformation de la sérosité en pus.

Le Dr Hobon le dit lui-même : l'épanchement, quand on mit le tube en place, n'était pas purulent.

Nous demandons pardon à nos juges d'avoir reproduit une partie aussi considérable de la thèse du Dr Castiaux, mais nous avons cru absolument indispensable d'insister sur les observations de M. Chassaignac, elles ont en effet, pour le cas qui nous occupe, une importance capitale. Il fallait donc les étudier avec rigueur et impartialité ; il était difficile de le faire mieux que l'a fait M. Castiaux, et après avoir lu son argumentation si consciencieuse nous pouvons en réalité dire avec lui : « M. Chassaignac a l'intention de faire le procès de la thoracentèse. Rien de mieux. Il est important de réprimer l'ardeur des partisans de la ponction, si vraiment elle est dangereuse. Mais, aussi longtemps qu'il n'apportera pas d'observations plus convaincantes, nous nous croyons autorisé à persévérer dans la voie ou nous nous sommes engagé.

L'accusation que nous venons de voir si chaudement et si victorieusement combattue par M. le Dr Castiaux a aussi été repoussée par M. Dieulafoy (Traité de l'aspiration, page 324). Cet auteur affirme en effet qu'il n'a jamais observé la suppuration consécutivement à la thoracentèse.

Si quelqu'un croit encore que la jeunesse et l'enthousiasme des inventeurs ait pu les entraîner à fermer volontairement les yeux sur les cas défavorables, il ne nous est pas difficile d'invoquer d'autres autorités. L'expérience de Grisolle, Behier, Moutard-Martin, Peter, Pottain, Jaccoud, a confirmé l'opinion de ceux qui croient que la ponction d'une pleurésie aiguë séro-fibrineuse n'est pas cause de cette suppuration, et nous rappellerons encore les paroles de M le professeur Potain : « la thoracentèse n'est plus qu'une piqûre d'épingle... »

Aujourd'hui l'opinion générale est en faveur de la thoracentèse, mais on ne saurait trop accumuler les preuves.

B. *Considération sur les conditions dans lesquelles se produit la pleurésie suppurée.*

Les auteurs qui ont accusé la thoracentèse de produire la suppuration de l'épanchement, n'ont envisagé la question que sur un point de vue. Comme l'a fort bien dit le Dr Castiaux, le raisonnement qu'ils font est un sophisme, *post hoc, ergo propter hoc*. C'est après la thoracentèse qu'à eu lieu la suppuration, donc la thoracenthèse en est la cause.

En effet, si nous tenons compte des données de la pathologie générale, nous sommes bien vite convaincu que les accusateurs de la thoracentèse n'ont pas envisagé la question avec des idées assez larges. C'est le cas de dire, en modifiant un mot célèbre, il n'y a pas d'opération, il y a des opérés. On pourrait ajouter il y a des opérateurs.

C'est-à-dire qu'avant d'accuser l'opération, il faut chercher dans quelles conditions étaient l'opéré et l'opérateur.

Le résultat d'une opération peut être très-différent suivant l'état général qui existe après cette opération. Il est intérressant de connaître le passage suivant de Claude Bernard. « Un animal qui a subi la section d'un des rameaux du grand sympathique présente pendant un temps assez long des phénomènes spéciaux dans la partie correspondante du corps. Une circulation accélérée, une température plus élevée, une nutrition plus active, tels sont les résultats ordinaires de l'opération, et cet état peut durer plusieurs mois sans amener aucun trouble de la santé générale, lorsque l'animal est maintenu dans de bonnes conditions; mais aussitôt qu'il est soumis à l'influence d'une cause morbide ou simplement à une abstinence prolongée, on voit des phénomènes inflammatoires se manifester dans les organes privés de leur innervation habituelle ; si c'est le filet cervical sympathique qui a été coupé, la muqueuse nasale et la muqueuse papillaire deviennent le siége d'une suppuration abondante. Les poumons, la plèvre, les principaux viscères peuvent également devenir le siége de cette affection lorsque l'opération a été pratiquée sur les nerfs splanchniques qui leur sont particulièrement destinés.

Du temps d'Hippocrate, la cause de la suppuration a été manifestement l'opération ; de notre temps, s'il y a suppuration c'est que les sujets étaient prédisposés ou que le médecin a manqué aux précautions sur lesquelles les chirurgiens insistent avec tant de raison.

De l'état de l'opéré. — Tout le monde sait que chez l'enfant la pleurésie purulente est presque la règle et que chez l'adulte diverses causes épuisantes déterminent encore une tendance aux inflammations suppuratives ; l'accouchement, la tuberculose, les fatigues successives prédisposent à la suppuration en altérant l'état général. Lancereaux dans son Anatomie pathologique, 1er volume, st tellement convaincu que la suppuration se produit dans des conditions étiologiques particulières, qu'il sépare les phlegmasies suppuratives, des phlegmasies prolifératives et exsudatives. Il s'exprime ainsi, page 253. « En résumé, la suppuration est subordonnée à des causes multiples, les unes prédisposantes, les autres efficientes. Les causes générales sont toutes celles qui tendent à débiliter l'organisme, car non-seulement les individus surmenés ou débilités par une mauvaise hygiène sont exposés à des phlegmasies suppuratives mais encore ceux qui sont affaiblis par une maladie générale, comme les scrofuleux, les alcooliques, les syphilitiques.

Voilà qui peut être appliqué à l'état général de l'opéré.

Mais nous avons encore à tenir compte de l'état local. Bichat (Anatomie générale, édition de 1846, page 126 disait : « Si la résolution de l'inflammation ne se fait point, alors il arrive aux surfaces séreuses ce qui survient à une plaie non réunie, elles suppurent. C'est en effet ce que démontre la clinique ; j'en prends pour exemple les opérations d'épanchements anciens, relatés dans Gueneau de Mussy (Clinique médicale, 1ᵉʳ volume, page 657, 1875) où les pleurésies avaient une durée de dix ans.

Lorsque la pleurésie a duré longtemps, la plèvre s'est modifiée, considérablement épaissie vascularisée ; la fragilité des vaisseaux de ce tissu modifié doit jouer un rôle dans la suppuration qui suit quelquefois les thoracentèses.

Charles Robin, Traité des humeurs page 552, fait les réflexions suivantes. On sait qu'il est des cas dans lesquels le liquide sorti limpide à une première ponction se reforme à l'état purulent et se montre ainsi lors des ponctions suivantes. Il est probable que l'état de compression auquel la plèvre et le poumon étaient soumis de dedans en dehors, venant à cesser, la congestion des capillaires, qui en est la suite, est la cause de ce changement fâcheux.

Ainsi donc l'état général des pleurétiques et l'état local de la plèvre doivent être pris en considération, et nous pouvons en déduire ce fait, c'est que le meilleur moyen de se mettre à l'abri de l'accident de la suppuration est d'opérer avant que la plèvre soit profondément modifiée. M. Moutard-Martin, cité par Dieulafoy page 316, Traité de l'aspiration, n'a jamais vu la ponction avoir une action nocive pendant la période fébrile du début. Dieulafoy et Castiaux affirment même que la thoracentèse peut jouer à l'égard de la fièvre le rôle de sédatif. Elle produit cet effet dans notre principale observation (obs. 1). Behier, recommandait de pratiquer la ponction aussitôt que le mouvement phlegmasique est tombé (*Gaz. des hôp.*, 1872, page 101). Il s'appuie sur 168 observations.

Jaccoud (Pathologie interne, tome II), Constantin Paul (*Gaz. des hôp.* 1871, page 341), Pécholier de Montpellier (*Gazette hebdomadaire*, 1865, page 504), Fonssagrives (*Gazette hebdomadaire*, 1863, p. 305), conseillent aussi l'opération précoce que nous avons recommandée en nous appuyant sur l'anatomie pathologique.

Moutard-Martin, (*Gaz. des hôp.*, 1867, page 282) a pratiqué 14 fois l'opération pendant la période fébrile, l'épanchement ne se renouvela chez aucun malade.

Lorsque la thoracentèse est pratiquée tardivement elle est plus grave.

Le Dr Lemoine (De la Thoracentèse dans le traitement de la pleurésie aiguë, thèse de Paris, 1874) donne à l'appui une statistique tout à fait probante.

Statistique du Dr Lemoine, empruntée à Fonssagrives
(Gaz. hebdom., 1869, p. 305).

		GUÉRISON	MORT
Opérés de la seconde semaine..........	47	46	1
Opérés du premier mois...............	19	15	4
Opérés du second mois................	8	5	3

Voilà donc, ce nous semble, exposées d'une manière assez complète, les conditions générales et locales tenant à l'opéré, qui prédisposent à la suppuration.

Il faut être bien persuadé que toutes les pleurésies ne passent pas par la forme séreuse, autrement dit que la forme suppurée n'est pas toujours un état consécutif de la forme séreuse, ce sont deux maladies distinctes ; seulement, il faut remarquer que quelquefois le nombre des leucocytes est peu abondant au début de certaines pleurésies purulentes. Moutard-Martin (*Gaz. des hôp.*, 1867 a déjà insisté sur ces épanchements qui donnent à la première ponction un liquide opalin et à la seconde un véritable pus.

Dieulafoy, lui aussi, s'est attaché en 1877 (leçons orales, à l'hôpital Temporaire) à étudier cette forme insidieuse. Il pense que l'emploi du microscope peut seul déceler ces formes latentes de pleurésies purulentes d'emblée par la numération des globules blancs.

Avant d'accuser la thoracentèse d'avoir produit la suppuration il faut donc être bien sûr qu'on n'avait pas affaire à une de ces formes insidieuses.

De l'opération. — Une plaie pénétrante de poitrine a pour résultat pesque inévitable la suppuration. Néanmoins, on connaît quelques faits qui montrent qu'on peut espérer voir les phénomènes inflammatoires rester modérés. M. le Dr Peyrot, dans un excellent travail sur la pleurotomie, page 54, en cite deux exemples.

Chez un homme atteint d'une tumeur maligne de la paroi thoracique, Richerand ne craignit pas de pratiquer à cette paroi une perte de substance considérable qui comprenait, sur une bonne longueur, deux côtes et un large lambeau de la plèvre. L'inflammation qui survint après la production des phénomènes immédiats ordinaires (le poumon n'était pas adhérent) resta modérée. Elle ne se révéla que par la production d'une sérosité abondante qui tarit d'ailleurs rapidement, au bout d'un petit nombre de jours. Le poumon dilaté de nouveau avait repris sa place, l'ouverture thoracique s'était fermée presque complètement dès le premier jour par l'accolement à ses bords d'une portion du péricarde et de la plèvre. Elle s'oblitéra définitivement par le fait d'une cicatrice à la formation de laquelle contribuèrent ces dernières parties.

Une observation presque semblable a été faite par M. le Dr Labbé. Un homme affecté d'un cancroïde de la paroi thoracique subit au niveau de la tumeur des applications caustiques. L'air entrait dans la poitrine et sortait librement par l'ouverture de la cavité pleurale. Il n'y eut pas d'accidents très-notables d'abord, pas d'accidents immédiats au moment de la chute de l'eschare, et cela se conçoit, il y avait un épanchement abondant qui comprimait le poumon. L'ouverture thoracique ne put qu'amener le soulagement du malade, il n'y eut pas davantage d'accidents consécutifs. L'ouverture persista près d'un mois, elle ne donna jamais issue qu'à un écoulement séreux ; les progrès de la cicatrisation finirent par amener son oblitération.

Nous avons voulu relater ici ces deux faits quoiqu'ils ne paraissent pas rentrer d'une manière bien rigoureuse dans notre sujet. En effet, il est utile, ce nous semble, de montrer que de graves blessures de la plèvre n'ont pas réussi à provoquer une pleurésie purulente, et en raisonnant par analogie nous croyons qu'on pourrait peut-être tirer de ces deux cas, sinon une preuve, du moins, une présomption très-forte en faveur de l'innocuité de la thoracentèse au point de vue de la transformation des pleurésies.

On ne saurait pourtant admettre d'une manière absolue l'innocuité de l'introduction de l'air dans la cavité pleurale, et c'est bien certainement à la méthode vicieuse dont les anciens et même beaucoup de modernes se sont servis pour pratiquer la thoracentèse, qu'on doit attribuer les insuccès de ces opérations.

En effet la ponction thoracique de ces médecins n'était en résumé, ainsi que nous l'avons dit, qu'une plaie de poitrine pratiquée chirurgicalement et la pénétration de l'air ne pouvait être empêchée. Dans certains cas sans doute on n'observait pas d'accidents, mais, dans la grande majorité, la suppuration survenait avec tous ses dangers. L'emploi du trocart de moyen calibre avec le conduit de baudruche réalisa donc d'énormes progrès, la pénétration de l'air devenait déjà relativement facile à empêcher, mais la méthode aspiratrice à l'aide de trocart capillaire a eu l'honneur de dire le dernier mot sur la question et a réduit pour ainsi dire l'opération à sa plus simple expression, plaie insignifiante de la séreuse (on n'en trouve jamais de trace à l'autopsie), impossibilité de la pénétration de l'air dans le thorax ; en un mot, réunion de toutes les conditions favorables à la guérison.

De l'opérateur. — L'opérateur peut être la cause efficiente de la suppuration chez un sujet, prédisposé ou non. « Les causes efficientes, dit M. Lancereaux (Anatomie pathologique, page 253), sont des agents irritants spéciaux, souvent des proto-organismes, des ferments qui par leur présence modifient directement les éléments des tissus.

On comprend donc parfaitement que l'opérateur puisse porter dans le liquide contenu dans les plèvres, par le moyen d'un trocart malpropre, des vibrions, des bactéries, des proto-organismes enfin, qui déterminent ensuite la suppuration.

M. Lancereaux sur 42 thoracentèses a eu récemment trois cas de suppuration consécutive à l'opération, ces insuccès obtenus dans un hôpital, ont été attribués par cet éminent médecin à l'état d'abandon où sont laissés les instruments et les appareils dans les hôpitaux.

Et pourquoi d'ailleurs n'admettrait-on pas cette opinion, lorsqu'on voit chaque jour des faits de plus en plus nombreux venir démontrer, ou tout au moins rendre infiniment probable, la théorie des germes? La chirurgie elle-même, quittant son rôle antique et secondaire, sait allier aux perfectionnements incessants des méthodes opératoires l'étude attentive des conditions générales de l'opéré et des moyens de détruire les germes morbifiques transportés par les instruments et les opérateurs.

Grâce aux efforts de M. Verneuil en France, de Lister en Angleterre et de tant d'autres illustres savants et praticiens, on peut dire qu'avant peu tous les médecins reconnaîtront l'importance des méthodes antiseptiques et nul ne s'exposera plus par incurie à avoir le remords d'une suppuration provoquée par des germes.

Il faut aussi se préoccuper des taches de rouille ou d'autre matière, qui se rencontrent souvent sur les instruments dans les hôpitaux; ne jamais faire une thoracentèse sans nettoyer sérieusement l'appareil, et le laver avec soin dans l'alcool après l'opération. On évitera ainsi, dans les limites du possible, les dangers que des germes morbides, ou des impuretés quelconques mis en contact avec le liquide pleurétique, feraient courir au malade.

Remarques. — Dans les cas cités pour démontrer l'action nocive de la thoracentèse, cas que nous avons reproduits plus haut, nos adversaires n'ont pas tenu compte de l'état général de l'opéré, ou bien, ils n'ont pas pris toutes les précautions prescrites par la prudence pour faire l'opération. Nous renvoyons aux observations de M. Chassaignac et aux remarques de M. Castiaux.

Nous avons montré jadis que le manuel opératoire défectueux et l'insuffisance des instruments suffisaient pour expliquer les suppurations qui suivaient le plus grand nombre des pleurotomies et nous avons dit qu'on ne pouvait tirer, des faits malheureux de cette époque, aucun argument sérieux contre l'opinion que nous essayons de défendre.

Nous venons de rappeler, en nous appuyant sur la pathologie expérimentale actuelle, que l'instrument lui-même pouvait être malpropre ou chargé de produits septiques et qu'alors la suppuration n'était plus le fait de l'opération mais bien de l'opérateur négligent.

Nous nous sommes appuyé sur l'autorité de savants éminents, de professeurs, de membres de l'Académie de médecine de Paris..., et il nous serait facile, si nous

voulions entasser ces témoignages, de citer encore à
l'appui de notre thèse un nombre considérable de médecins illustres tant français qu'étrangers.

Mais il ne nous suffit pas d'avoir montré le peu de
solidité des arguments de nos contradicteurs, il ne nous
suffit pas que tout le monde convienne que dans une
pleurésie séreuse, chez un sujet vigoureux, la thoracentèse si elle est pratiquée de bonne heure n'amène pas
l'état purulent de l'épanchement.

Nous voulons plus, nous voulons essayer de démontrer que même dans des conditions mauvaises pour
l'opéré, la ponction thoracique, pourvu qu'elle soit en-
tourée de toutes les précautions qu'on doit prendre en
pareil cas, que la ponction thoracique, disons-nous,
n'amène pas la suppuration.

Mais la pleurésie séreuse chez des sujets débilités ou
en état de suppuration est difficile à obtenir expérimen-
talement sur les animaux ; d'un autre côté, trouver des
malades qui réunissent dans leur état général et dans la
forme de leur pleurésie les conditions voulues pour in-
stituer une expérience démonstrative, n'est pas chose
commune ; c'est ce qui explique le petit nombre de nos
observations. M. le Dr Duguet, médecin de l'hôpital Temporaire, a rencontré ce cas pathologique si rare ; frappé
par la netteté des faits il nous fit quelques remarques
qui nous ont inspiré ce petit travail.

C. — *Observations.*

Dans la première observation (cas de M. Duguet, il
s'agit d'une femme qui pendant la période puerpérale

contracta une pleurésie. Déjà fatiguée par le fait de la grossesse, cette femme était réellement épuisée par des pertes, elle présentait du ballonnement du ventre, et, chose importante à noter, ces pertes avaient une odeur très-fétide, gangréneuse. Certes, chez cette malade, la prédisposition à la suppuration existait au plus haut point. Aussi la conviction de tous était-elle que l'on se trouvait en présence d'un épanchement pleurétique purulent.

La thoracentèse fut pratiquée, et à notre grand étonnement elle donna du liquide séreux et quoique le terrain fût tout préparé pour la suppuration, l'opération fut suivie de guérison.

Comme pour rendre le fait plus concluant et prouver en même temps que l'innocuité de la thoracentèse, la prédisposition purulente de l'opérée, la malade présenta en différentes parties du corps une série d'abcès.

Nous n'eussions eu que ce fait qu'il nous eût à la rigueur permis de faire ce petit travail ; mais nous retrouvâmes dans nos notes un cas analogue quoique moins caractérisé, et notre ami le Dr Remy voulut bien nous communiquer une observation admirablement propre à servir de pendant à la première.

Le fait réellement démonstratif communiqué par M. le Dr Remy a été observé par lui pendant son internat à la Pitié.

Un malade atteint de phlegmon périnéphrétique présenta les signes d'un épanchement pleurétique qui nécessita une première ponction ; elle fournit un liquide limpide, deux jours après, deuxième ponction, liquide purulent.

Dans ce cas, évidemment la pleurésie était devenue purulente après la thoracentèse.

Telle était du moins l'opinion de M. Remy et il était décidé à pratiquer l'empyème, mais il fit une ponction exploratrice. A son grand étonnement elle donna issue à de la sérosité parfaitement transparente ; pendant la vie du malade il fut fort intrigué de ces modifications successives du liquide.

L'autopsie révéla qu'il existait deux poches pleurétiques séparées par une cloison verticale, adhérente sur la ligne axillaire, la poche postérieure contenant du liquide purulent, l'antérieure du liquide citrin. Le trocart avait été introduit alternativement dans l'une et l'autre poche.

N'y a-t-il pas là un argument d'une grande valeur, la thoracentèse qui n'a pas fait suppurer cette seconde poche, malgré le voisinage d'une pleurésie suppurée, d'un abcès périnéphrétique et l'état général cachectique du malade ?

Notre troisième observation a trait à une femme arrivée à la dernière période de la tuberculose avec des cavernes énormes, qui fut prise d'une pleurésie, subit une thoracentèse et n'eut pas de suppuration.

OBSERVATIONS

OBSERVATION I. — Pleurésie séreuse. Thoracentèse. Guérison. Chez une femme en couche qui avait divers points suppurés sur le corps.

A l'hôpital Temporaire, salle Ste-Marie, n° 4, dans le service de M. le Dr Duguet, entre une jeune femme de petite taille, de forte constitution. Agée de 23 ans, elle a accouché pour la première fois et normalement le 3 juillet 1877, chez elle, et sans le secours d'une sage-femme. Elle a perdu beaucoup de sang.

Peu de temps après l'accouchement, elle fut prise de frissons nombreux avec douleur dans le côté gauche, toux, gêne de la respiration, oppression très-marquée. Pas d'expectoration, fièvre vive. Elle reçut du médecin de la mairie l'ordonnance d'un looch et d'un vésicatoire qui ne produisit pas d'effet. Aux pertes de sang succédèrent des lochies verdâtres d'odeur gangréneuse. Le ventre est ballonné. La face est bouffie, pâle, tremblotante. Peut-être existe-t-il une péritonite ?

C'est le 23 juillet que la malade entre à l'hôpital, les symptômes s'étant aggravés.

A la visite du soir, on lui trouve une fièvre vive (40° T.), une forte dyspnée, due partie à la fièvre et partie à l'épanchement

L'épanchement remonte jusqu'à l'épine de l'omoplate. Matité, souffle, broncho-égophonie, pectoriloquie, aphonie.

Le ventre est ballonné, les lochies fétides. La malade a un aspect typhoïde ; les lèvres sont tremblotantes. Constipation, amélioration pendant un jour à la suite d'un purgatif.

Etant donnés la période puerpérale, l'état des organes génitaux, l'intensité de la fièvre le Dr Duguet se prononce sans hésiter, pour un épanchement purulent.

La fièvre continue les jours suivants et la dypsnée augmente d'intensité. La ponction est pratiquée le dimanche 29 juillet, à l'aide d'un aspirateur Potain, canule moyenne. Au grand étonnement de l'opérateur, il s'écoule un litre environ de liquide citrin, franchement fibrineux, sans dépôt purulent, qui coagule spontanément.

La fièvre tombe le lendemain, de 40° T. à 39 2.

Le 31. La température est de 38° 7.

Le 1ᵉʳ août. L'épanchement ne s'est pas reproduit. On entend à la partie postérieure de la poitrine, des râles sous-crépitants qui probablement ont leur siége à la partie périphérique du poumon.

Vers le 7, la malade, dont l'épanchement diminue toujours, nous fait voir de petits abcès de l'aisselle gauche.

Le 16. Soir, la malade se plaignant d'une douleur dans le creux de l'aisselle droite, on découvre un nouveau petit abcès. Cependant, bien que la peau de cette femme entre en suppuration, sa fièvre continue à s'améliorer.

Le 21. Frottement au milieu du dos, absence de respiration en bas, percussion douloureuse en arrière. Peu de liquide. Cependant la malade a encore de petits frissons, parce que ses abcès axillaires ne sont pas fermés.

Le 25. Troisième petit abcès axillaire droit.

Cette malade sort guérie le 15 septembre.

Obs. II. — Abcès périnéphrétique. Pleurésie à deux loges, l'une purulente, et l'autre séreuse. 4 thoracentèses.

Isch, 46 ans, homme de peine, entre le 16 février 1876, à l'hôpital de la Pitié, salle St-Gabriel, service de M. Labbé.

Ancien soldat. C'est un homme bien développé comme muscles et comme charpente osseuse. Il n'a pas d'autres antécédents que des habitudes alcooliques révélées par une pituite matutinale et une hyperesthésie spinale à la chaleur. Il n'a jamais eu la syphilis.

Le 5 janvier 1876 il ressentit de violentes douleurs de reins qui lui firent suspendre son travail. Après avoir résisté quelques jours, il fut pris le 13 janvier de violentes douleurs dans la cuisse. Des hémorrhoïdes parurent à l'anus avec du ténesme rectal et vésical, lui donnant la sensation d'un corps étranger. En même temps les forces furent perdues et la fièvre vint.

Il entre à l'hôpital St-Antoine, où son affection est méconnue.

De retour à son domicile, il est pris de rétention d'urine qui dure deux jours et cède à de grands bains.

Le malade reste quelques jours encore chez lui, souffrant de la cuisse et de son ténesme recto-vésical, perdant ses forces chaque jour.

Le 16 février, il entre à la Pitié, accusant du ténesme rectal et une vive douleur qui s'irradie en ceinture sur la crête iliaque et s'étend sur la longueur de la cuisse suivant le trajet du nerf grand sciatique.

Au toucher rectal on constate l'existence d'une tumeur dont on ne peut sentir que l'extrémité inférieure qui est arrondie et du volume d'un œuf de poule.

Cette tumeur située à quelques centimètres au-dessus de l'anus, sur la partie postéro-latérale droite du rectum, est de consistance variable, indurée au pourtour, elle est ramollie à son centre, douloureuse au toucher. La muqueuse rectale repoussée par elle ne présente pas de solution de continuité.

Le malade a de la fièvre chaque soir et présente la teinte livide des malades affectés de suppuration.

Le foie, volumineux et douloureux, descend jusqu'à deux travers de doigt de la crête iliaque. Appétit très-diminué, langue nette, pituite matutinale.

L'urine ne présente rien de particulier, ni sang, ni albumine, ni pus Elle a été très-rouge au début de la maladie.

Poitrine bombée d'emphysémateux. Signes de bronchite, râles ronflants et sibilants disséminés. Quelques crachats muco-purulents.

Le cœur bat vite. Les artères sont athéromateuses et dilatées.

Repos et bains.

Le 25. L'abcès du rectum s'est vidé. Il ne reste qu'une légère induration. Mais l'état général est grave. La douleur des reins et des cuisses persiste violente. Le décubitus latéral droit est impossible.

Le 1er mars En découvrant la région lombaire, on remarque une saillie œdémateuse rosée, située à droite de la colonne vertébrale, mesurant 10 centimètres de diamètre et occupant la région des reins. On y constate une fluctuation évidente et l'on s'arrête à l'idée d'un abcès périnéphrétique.

A la percussion, on trouve, en arrière et à droite, une matité qui remonte au milieu du thorax. Souffle doux, absence de vibrations thoraciques. Pleurésie.

L'abcès est ouvert par une longue incision de 10 centimètres sur le bord externe de la masse sacro-lombaire. Cette ouverture donna issue à une quantité considérable de pus phlegmoneux En introduisant le doigt dans la plaie, on contourne le carré des lombes, mais on ne sent pas le rein.

Pansement et injection à l'eau phéniquée.

Le 7. Rien de particulier jusqu'à ce moment depuis le jour de l'opération. Mais la plaie qui commençait à bourgeonner devient blafarde, comme couverte de pourriture d'hôpital.

Cautérisation au fer rouge.

Le 13. Accès de suffocation. Face pâle. Orthopnée. Pouls rapide.

Le 14. Nouvel accès dû à la pleurésie qui remonte à l'angle de l'omoplate droite. A gauche, bronchite et respiration puérile supplémentaire, T. 39° 8.

Ponction avec l'appareil Dieulafoy, à la rencontre de la ligne axillaire et d'une perpendiculaire abaissée sur elle du mamelon.

Il sort un litre de sérosité limpide qui coagule spontanément dans la nuit.

Le 15. Le malade n'est pas soulagé. Facies grippé, étouffements, sueur froide, pouls irrégulier. Le niveau du liquide semble aussi élevé que la veille avant la ponction.

Deuxième ponction (appareil Dieulafoy) dans le voisinage de la première piqûre. 1500 grammes de liquide légèrement purulent qui donne après addition d'ammoniaque un liquide gluant, sirupeux. Le malade manque de mourir subitement.

Le 16. Amélioration au matin. Le liquide a baissé. Les phénomènes thoraciques ont moins d'intensité, le pouls est régulier. Néanmoins nouvel accès de suffocation le soir. Le malade prend un aspect cachectique. Fièvre.

Le 17. Journée assez tranquille. Fièvre.

Le 18. Accès de suffocation. Le liquide s'est reproduit. Il semblait de toute évidence que chez le malade atteint de suppuration périnéphrétique, dont l'état général était si altéré, la pleurésie devait être purulente.

Aussi avait-on tout préparé pour faire l'opération d'empyème.

Cependant, par une sorte de remords, on pratique d'abord une ponction (appareil Dieulafoy). Grand fut l'étonnement des assistants et de l'opérateur de voir sortir un liquide clair, non purulent, semblable à celui de la première ponction. 1500 grammes de liquide. Cette opération semble soulager beaucoup le malade.

Le 21. L'amélioration ne persiste pas. Il y a de l'œdème aux malléoles.

Le 22. Fièvre vive. Subdelirium. Etat typhoïde : Asphyxie.

Le 23. Quatrième ponction(appareil Dieulafoy), 500 grammes de liquide purulent.

On n'obtient pas d'amélioration. Les jours suivants la dyspnée persiste. Menace continuelle d'asphyxie. Œdème progressif des membres inférieurs.

Le 28. Mort.

Nécropsie.— A l'ouverture de l'abdomen, issue d'une quantité de sérosité qu'on peut évaluer à 2 litres.

Foie très-volumineux s'étendant à cinq travers de doigt au-dessous des fausses-côtes et à gauche jusqu'à la ligne mamelonnaire.

L'intestin et l'épiploon, encore chargés de graisse, ont une apparence normale.

L'estomac est très-vascularisé.

Pas de coagulation dans les membres inférieurs.

Le cœur est considérablement hypertrophié sans lésion valvulaire. Les artères sont athéromateuses.

A l'ouverture de la cage thoracique on trouve la cavité pleurale droite divisée en deux parties par une cloison verticale s'insérant à la paroi thoracique sur la ligne mamelonnaire. A la partie supérieure de cette cloison se trouve un petit orifice de communication. La loge antérieure contient un liquide transparent, la loge postérieure un liquide trouble. Au-dessous de la poche antérieure se trouve enkystée une pleurésie diaphragmatique dont le liquide est du pus phlegmoneux. Le poumon droit est en atélectasie.

La plèvre et le poumon gauche sont sains.

Le tissu périrénal, la gaîne du psoas présentent les traces d'une suppuration. On découvre un orifice de communication avec la pleurésie diaphragmatique enkystée. Il n'y a pour toute lésion des reins qu'un petit abscès dans la substance corticale. Les uretères et la véssie sont sains.

Nota. — Cette observation, déjà publiée dans une thèse sur la périnéphrite (1876), ne contenait pas tous les détails sur la pleurésie, qui n'intéressaient pas l'auteur.

Obs. III. — Tuberculose au dernier degré. — Thoracentèse. , Anne Ph., âgée de 48 ans, est entrée salle Saint-François, hôpital Temporaire, service de M. le Dr Rigal.

Le 12 mars 1877 elle est en état d'asphyxie imminente, les extrémités sont cyanosées. Orthopnée.

L'auscultation et la percussion révèlent une pleurésie gauche datant d'une époque indéterminée et remontant jusqu'à la fosse sus-épineuse; matité absolue, sonorité skodique sous la clavicule, souffle doux dans toute la hauteur du côté du thorax. Cœur porté à droite, 60 inspirations.

Le sommet droit est mat, râles caverneux et souffles caverneux au même lieu, crachats nummulaires.

L'amaigrissement de la malade est considérable.

Ponction avec l'appareil Dieulafoy, on retire 1200 grammes de liquide séreux. Amélioration immédiate.

L'épanchement ne se reproduit pas, mais la tuberculose continua à évoluer et la malade mourut deux mois après, guérie de sa pleurésie mais présentant des cavernes énormes.

Le nombre restreint de nos observations nous fait craindre d'être accusé de généraliser avec un peu de légéreté, néanmoins, comme nous avons vu, en physiologie, une seule expérience (Connheim) renverser toute une théorie bien échafaudée, nous pensons devoir conclure, sauf à reconnaître plus tard si nous nous sommes trompé.

CONCLUSION

Il résulte de nos observations et de nos recherches que
l'opération de la thoracentèse faite de bonne heure et
avec un instrument propre ne produit pas la transformation d'une pleurésie séreuse en pleurésie purulente,
même sur des sujets prédisposés à la suppuration. La
crainte de voir un épanchement suppuré succéder à une
ponction ne doit pas arrêter le praticien, suivant la pa-
role de M. le professeur Jaccoud qui donne au médecin
des règles si précises : « La ponction de la poitrine doit
être faite si le malade menace de suffocation par suite
de l'abondance du liquide. »